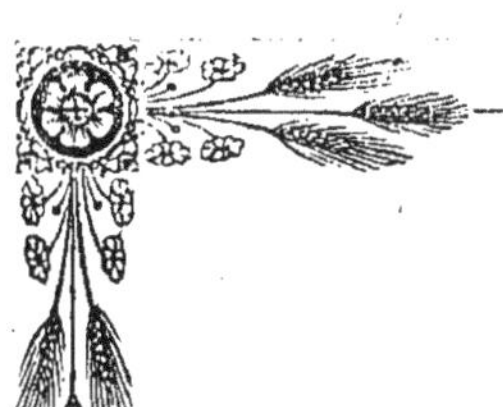
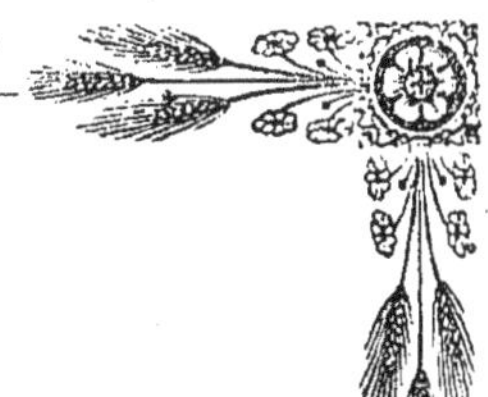

# TRAITEMENT

DE

# LA SUETTE,

PAR

**Le Froid et les Purgatifs.**

*Par M. P.-P. Brou de Laurière,*

Docteur-Médecin.

Pourquoi ne me croyez-vous pas,
si je vous dis la vérité.
(ÉVANGILE.)

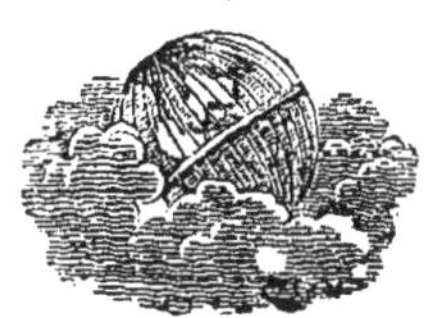

PÉRIGUEUX,

CHEZ LAVERTUJON, IMPRIMEUR, PLACE DAUMESNIL.

1843.

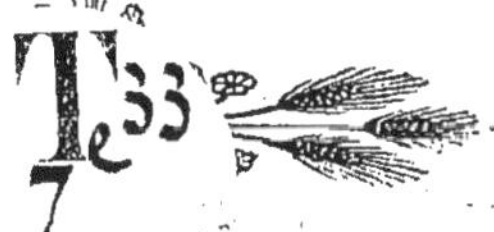

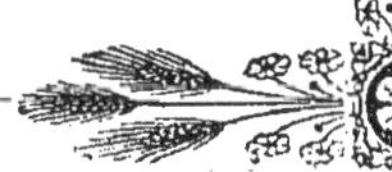

# TRAITEMENT

DE

# LA SUETTE,

PAR

**Le Froid et les Purgatifs.**

*Par M. P.-P. Brou de Laurière,*

Docteur-Médecin.

Pourquoi ne me croyez-vous pas,
si je vous dis la vérité.
(ÉVANGILE.)

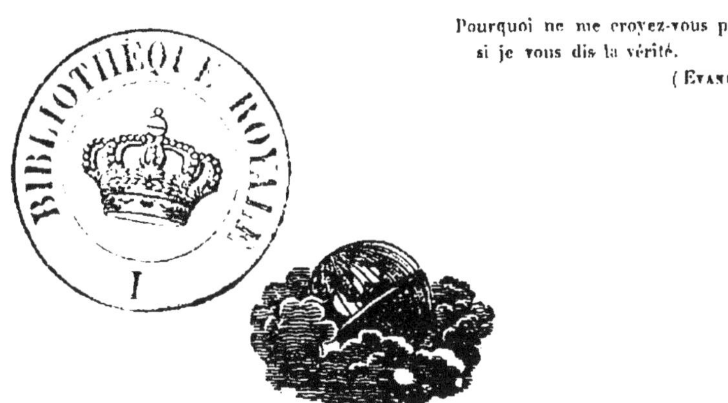


PÉRIGUEUX,
CHEZ LAVERTUJON, IMPRIMEUR, PLACE DAUMESNIL.

1843.

A M.r MASSON,

CURÉ, DOYEN DU CANTON DE VERGT,

Chanoine honoraire de Reims,

TÉMOIGNAGE D'ESTIME

et d'affection,

P.-P. BROU DE LAURIÈRE,
*docteur-médecin.*

Il n'est pas rare de voir la vérité entourée d'une foule d'ennemis, au moment où le voile qui la recouvrait vient d'être soulevé : l'œil de l'homme, frappé de ses rayons au sortir de l'obscurité, se ferme et se contracte, ne pouvant supporter son éclat inconnu. Une idée, une vérité nouvelles, ont souvent engendré des persécutions contre les hommes qui en étaient les pères ; et si je ne craignais pas d'élever outre mesure le sujet qui m'occupe, je prouverais, l'histoire à la main, que lorsque les nations ont couru aux armes et poussé le cri de guerre, c'était souvent contre une idée, une vérité nouvelles. Qu'elle est juste, même de nos jours, cette pensée du philosophe de l'antiquité, qui s'écriait, dans l'amertume de son âme, que la vérité est un coin qui n'entre dans la tête de l'homme que par le gros bout! C'est que presque toujours, pour se faire une place dans le monde, elle a besoin de renverser un préjugé que jusque-là on avait eu coutume d'adorer ou de faire adorer, soit par erreur, soit par d'autres motifs. C'est ainsi que la méthode de traitement qui est l'objet de ce travail, a eu à lutter contre ce préjugé populaire et médical qui fait croire que les sueurs.

sont, dans tous les cas, un moyen, une crise, inventés par la nature pour éliminer la cause morbide, et qu'il faut par conséquent religieusement respecter. C'est ainsi qu'elle a eu à renverser cette vieille théorie de la répercussion, à laquelle je n'ai jamais trouvé de fondement, et que les gardes-malades avaient certainement imposée aux médecins. Au moment où je parcourais notre Périgord pour faire triompher mon traitement, ces deux préjugés régnaient en despotes : *On avait tant de peur de s'éventer, de couper les sueurs, de faire rentrer l'éruption*, que des hommes, des hommes! j'ai honte de le dire, ensevelis dans la plume et sous des couvertures ficelées, et cela pendant les plus fortes chaleurs de l'été, osaient à peine tourner leur tête matelassée, de droite à gauche. Et ils résistaient stoïquement à cette affreuse torture, jusqu'à ce qu'elle avait produit le délire, la fièvre cérébrale, qui les emportait : tant il est vrai que la peur a son courage comme le désespoir.

Que de médecins qui, se trouvant engagés dans une voie contraire à celle que je suivais, auraient voulu se dispenser de blâmer ce qu'ils conseillaient la veille!

D'autres, ne pouvant admettre la vérité d'où qu'elle vienne, se firent, par envie, les détracteurs de mes idées.

Que de réputations échafaudées sur des systèmes imaginés tout exprès, ont été minées par leur base! et partant que d'ennemis! Ces derniers, sentant le besoin de tuer une vérité malencontreuse et brutale comme le bélier qui démolit, et n'osant se nommer en présence de l'opinion publique, se sont lâchement servis, pour la faire étouffer, du ministère d'un journaliste que l'on n'a pas été étonné de trouver au service de leurs mauvaises passions.

Il a fallu encore fermer la bouche à un ennemi non moins opiniâtre : je veux parler de l'orgueilleux rationalisme. Le peuple a cru, dans cette circonstance, avant les savants, comme autrefois les bateliers du Jourdain, crurent avant les docteurs de la loi. C'est que le peuple croit à ce qu'il voit : *Expérience passe science*, dit-il ; et cet adage vulgaire n'est-il pas le principe fondamental de la méthode des Hipocrate, des Aristote et des Bacon ? Que de peines m'auraient été épargnées, si nos savants avaient voulu descendre au niveau de ces grands hommes, et admettre autre chose que ce que peut contenir le cercle étroit de notre intelligence !

A la fin de cet exposé, je raconterai par quels tripotages on a manœuvré, d'un autre côté, pour me déshériter de l'honneur de cette découverte en faveur d'un médecin qui ne l'a adoptée qu'après vingt autres médecins, une année après que je l'ai eu publiée dans les deux journaux de Périgueux, et au moment où le bruit de ses effets merveilleux remplissait tout le département.

Bien des préjugés, on le voit, bien des ennemis ont été rencontrés ; hé bien ! je m'empresse de le dire, et je le prouverai dans le cours de ce travail, dans tous les pays où a pénétré *la bonne nouvelle*, ils ont été immédiatement vaincus; et les hommes qui l'avaient annoncée, ont été portés en triomphe.

Ce n'est pas, qu'on se garde de le croire, pour me plaindre, ni pour exercer une vengeance, que j'ai déroulé ces imperfections, ces misères humaines : la voix du peuple m'a suffisamment vengé, et ses bénédictions m'ont consolé ; j'ai voulu démontrer, par la force de l'obstacle qu'elles m'opposaient, l'étonnante efficacité de ma manière d'agir : voilà mon but.

---

J'exposerai d'abord les faits avec toute leur simplicité ; puis, je les interrogerai, je les ferai parler, laissant ainsi au lecteur la liberté de les interroger et de les faire parler contradictoirement ; en troisième lieu enfin, je ferai passer les enseignements que j'aurai reçus des faits, par le creuset de l'expérience. Cette méthode m'a semblé devoir conduire à la certitude mathématique que les préjugés font dénier à notre science : c'est, en effet, une opération d'arithmétique (exposition des faits), avec son résultat (vérité déduite), et sa preuve (expérimentation de cette vérité.) Je suivrai fidèlement ce guide dans ce travail.

## ÉPIDÉMIE DE CENDRIEUX.

(Première quinzaine du mois de mai 1842.)

Il est nécessaire de dire, en commençant, qu'au moment où j'annonçai l'apparition de la suette à Cendrieux, par une lettre insérée dans les deux journaux de Périgueux (1), le

(1) Voici le début de cette lettre, que certains hommes affectèrent de trouver ridicule, lorsqu'elle n'était que prophétique.

« Une malheureuse commune du canton de Vergt est en ce moment désolée par une épidémie plus meurtrière que la peste, si elle devenait aussi générale que cette dernière : je veux parler de la suette, maladie importée en 1814 par les troupes anglaises de l'armée qui s'avança jusqu'à Toulouse.

*Conservateur* et l'*Écho* (numéros du 12 mai 1841), la présence de cette maladie n'avait pas été signalée en Périgord depuis près d'un siècle. C'était donc pour les médecins de ce pays une maladie dont les mœurs et le traitement leur étaient personnellement inconnus; et les moyens que préconisaient les auteurs, se trouvant impuissants au lit des malades, la science, en d'autres termes, n'étant pas faite sur ce point, ils durent inévitablement passer par des tâtonnements avant d'arriver à la vérité. Cette explication excuse suffisamment, je pense, les erreurs que nous avons tous commises de prime-abord, et fait disparaître le prétendu scandale de la divergence des idées et des systèmes que l'on a publiés sur la thérapeutique de cette formidable épidémie.

La suette frappa, à Cendrieux, presque simultanément, douze personnes : six hommes, trois enfants et trois filles. Une chaleur brûlante et un état électrique de l'atmosphère qui se manifestait par le malaise des tempéraments nerveux, telle fut la constitution athmosphérique qui pesa également sur tous ces malades.

La suette, qui s'était manifestée chez tous par un vomissement et la douleur de l'estomac et de la tête, fut constamment caractérisée par les palpitations, la douleur intermittente du ventre et l'éruption des vésicules.

L'observation la plus attentive, la plus inquiète, ne put jamais découvrir de périodicité, d'accès de fièvre ; il n'y eut pas de complications.

Ceux qui succombèrent auraient eu la force de marcher, quelques heures avant leur mort.

Les six hommes étaient tous dans la force de l'âge. Le plus âgé avait 40 ans environ, et le plus jeune 18. Ce dernier seul n'était pas d'une constitution forte et pléthorique.

Les trois filles étaient âgées de 18 ans, et une seule avait une constitution forte et sanguine.

Les trois enfants étaient âgés de 5, 6 et 8 ans.

Tous ces malades, abstraction faite de l'âge, du sexe et du tempérament, auraient donc été dans les mêmes conditions, sous les mêmes influences, s'ils avaient été soumis au même traitement.

Des six hommes, cinq se tinrent chaudement dans leur lit, favorisèrent les sueurs par des boissons chaudes et légèrement diaphorétiques. Douze sangsues furent employées chez le forgeron Combes, pour combattre la céphalalgie, et Dutard fut saigné au début par un de mes collègues. Tel fut le traitement que je suivis d'après les auteurs, et que suivit avec moi le médecin envoyé par M. le Préfet.

Au bout de quatre jours, ces cinq hommes avaient été emportés par une fièvre cérébrale, dont la durée variait de demi-heure à deux heures. L'imagination populaire, si ingénieuse quand il s'agit d'expliquer une mort, ne put pas, cette fois, trouver de cause de répercussion : *Ils étaient morts, et pourtant ils avaient bien sué, ils ne s'étaient pas éventés !*

Appelé au moment de la fièvre cérébrale, je constatai sur la peau le même nombre de vésicules que les jours précédents.

Le sixième, jeune homme de 32 ans, avait des occupations trop impérieuses pour garder constamment le lit ; il allait à l'air tout couvert d'éruption, et présentant, je le répète, la même gravité dans les symptômes. Il guérit ; mais, il faut le dire, après bien des dangers et une convalescence longue.

Deux filles, il est vrai, gardèrent le lit, favorisèrent la chaleur et ne moururent pas; mais la troisième, qui ne garda pas le lit, fut plus tôt rétablie qu'elles.

Des trois enfants, un seul garda le lit et fut long temps malade. Quant aux autres, il ne fut pas possible de les tenir un instant dans le lit et la chaleur; presqu'aussitôt il ne resta d'autres vestiges de la maladie que des saburres à la langue.

Avant ces observations, je m'étais souvent demandé s'il était bien vrai que l'organisme, comme une pompe aspirante et foulante, attirât d'abord vers son centre, puis repoussât vers la périphérie pour attirer encore le travail morbide dans les maladies cutanées. Ce jeu de la nature me paraissait trop amusant, pour que la curiosité ne me le fît pas examiner de près. Dès cet instant je le pris pour un conte imaginé par les gardes-malades. Comment le concilier, en effet, avec le procédé des médecins du nord de l'Europe, qui plongent avec succès dans l'eau froide les personnes qui ont la rougeole ? J'avais vu un maçon couvert d'une petite-vérole bien épaisse, travailler impunément sous les injures d'un vent et d'une bruine d'hiver; aussi ne tardai-je pas à tirer de ces remarques analogiques et des nouvelles observations que me fournissait la suette, les conclusions suivantes :

1.° La fièvre cérébrale qui vient d'emporter ces malades, n'est pas l'effet de la répercussion, puisqu'elle existait sans que l'éruption eût disparu, *fût rentrée.*

2.° Qu'elle rentre ou non, on peut s'exposer à l'air, sortir du lit sans accidents : témoins les malades qui ont survécu. Conséquence bien précieuse, puisque, seule, elle aurait permis de délivrer les malades de la chaleur dévorante et du malaise qu'ils éprouvaient au lit !

3.° De cette observation, que le jeune homme qui présentait la même gravité de symptômes et qui était soumis aux mêmes influences, moins celle de la chaleur, survécut; que la jeune fille qui se leva fut plus tôt guérie que les autres; et que les deux enfants indociles le furent instantanément, ne résulte-t-il pas que, pour combattre la suette, il faut se lever, s'éventer; c'est-à-dire, se soustraire à la chaleur, seule influence morbide que peut avoir le lit?

Comme l'homme qui se perd s'accroche à tout, même aux épines du rivage, je voulus, en voyant disparaître les cinq malades, m'accrocher à quelque chose, jeter enfin l'ancre de salut. Vu les vomissements et l'enduit saburral de la langue, j'eus recours à un purgatif. Les matières qu'il produisit, d'une abondance extrême, étaient d'une couleur porracée et d'une odeur fétide; les malades s'en trouvèrent si bien immédiatement, qu'ils me demandèrent de se purger une seconde fois. C'est de là que m'est venue l'idée d'employer les purgatifs.

Je viens d'exposer les faits et d'en déduire, que pour traiter la suette il faut: 1.° faire lever les malades, réprimer la chaleur; 2.° évacuer les matières que contient le tube intestinal.

Les chiffres de l'opération ont donc été mis en ordre, et le résultat a été obtenu. Je vais maintenant faire la preuve de cette opération, en démontrant que ces deux règles de traitement ont été sanctionnées par l'expérience.

---

## Épidémie de Périgueux et de ses environs.

(Août et septembre 1841.)

En arrivant à Notre-Dame-de-Sanillac, je vis sur le cimetière des flots de peuple qui entouraient plusieurs cercueils; et le lendemain la terre s'ouvrait encore pour recevoir une nouvelle victime, que de trop nombreuses occupations m'avaient empêché de secourir. On ne dira donc pas que la suette avait cessé d'être meurtrière au moment où ma méthode thérapeutique fut mise à l'épreuve.

Je visitai ce jour-là, malgré l'heure avancée, un bon nombre de malades, parmi lesquels se trouvaient Madame Teyssandier et son fils. Après m'être assuré que la maladie dont ils étaient frappés était celle que j'avais vue à Cendrieux, je ne balançai pas à suivre mes principes. Le lendemain, tous ces malades se croyaient guéris, et la plupart se promenaient hors de leurs habitations, respirant l'air frais de la matinée.

Ces premiers succès animèrent mon zèle.

Je courus au presbytère, où je vis deux prêtres atteints de la maladie, M. Ponce, curé de la paroisse, et M. Poujol, curé de Marsaneix, qu'un sublime dévouement avait conduit au milieu de ces populations désolées. Le parallèle de ces deux observations est instructif : ils étaient l'un et l'autre dans un de ces paroxismes que les partisans de la quinine ont pris pour un accès de fièvre ; chez tous deux, la face rouge-vultueuse, ruisselait de sueurs ; le cœur et tout le système artériel palpitait avec désordre, et le ventre était le siége de ces resserrements qui font croire au malade de la suette à une fin prochaine.

Monsieur Poujol crut à mes paroles, s'abandonna avec confiance au traitement que je lui indiquai, et fut presque aussitôt guéri.

Monsieur Ponce consentit seulement à éviter la chaleur, par des mouvements fréquens, et ne se leva pas. Il fut soulagé, mais sa maladie ne fut pas enrayée tout d'un coup, comme celle de M. Poujol, et l'éruption des vésicules se continua (1).

Tous les autres malades de cette commune furent soumis au même traitement, avec le même succès ; et quarante-huit heures après mon arrivée, il n'y avait plus de malades à Notre-Dame-de-Sanillac.

A cette époque, je vis arriver un jeune médecin de Paris, neveu du célèbre Dupuytren. Il fut d'abord d'une opinion contraire ; mais les faits ne tardèrent pas à le convaincre.

---

(1) Je soussigné, desservant de Marsaneix, déclare avoir suivi la méthode de M. le docteur Brou de Laurière, et avoir été guéri presque aussitôt, comme il le dit.

Enfin, je crois que sans cette découverte je serais infailliblement mort, ainsi que bien d'autres personnes qui ont eu le même mal que moi, dans la commune de Notre-Dame, en 1841.

POUJOL, *desservant de Marsaneix*.

Ce fut encore au milieu de cette épidémie, que je rencontrai pour la première fois l'abbé Mariot et l'abbé Lanoëlle. Je leur fis connaître la méthode dont ils voyaient les effets merveilleux (1).

En présence de ces succès immenses, la pensée me vint qu'il ne m'était plus permis de rester le dépositaire muet de mon heureuse découverte. Mon silence pouvait me rendre coupable de la mort d'une foule de citoyens. Je m'empressai d'adresser aux Rédacteurs des journaux de Périgueux, la lettre suivante, qui fut insérée dans le *Conservateur* du 3 septembre 1841, et dans l'*Écho de Vésone* du 5 du même mois.

« J'avais cru d'abord que l'épithète *miliaire*, ajoutée au »nom de la maladie qui règne autour de nous, était seule»ment une innovation stérile. Aujourd'hui, ses dangers ont »paru; elle a fait croire à une épidémie différente de celle »qui ravagea l'Irlande dans le XVII.e siècle; elle a porté les »médecins à négliger les travaux des anciens, et à préférer »des tâtonnements aux règles que l'expérience avait ensei»gnées pour le traitement.

« Ses symptômes, sa marche, etc., sont pourtant les »mêmes, du moins essentiellement. De même que dans l'épi»démie anglaise, nous voyons des cas de suette sans érup»tion, qui sont à cette maladie ce que les *variolæ sine vario»lis* de l'Hipocrate anglais, sont à la petite-vérole. Des sueurs »grosses et visqueuses se montraient constamment, de même »que de nos jours. Et cette décomposition instantanée, par »laquellle les éléments organiques se dégagent comme dans

(1) Je déclare que la méthode de traitement ci-dessus énoncée a été employée par M. Brou de Laurière, dans la commune de Notre-Dame, avec grand succès, en l'an 1841.

DE MÈREDIEU, *maire de Notre-Dame.*

»une analyse chimique, n'a-t-elle pas été signalée par les »anciens? Où sont donc ses caractères différentiels?

»S'il est vrai que nous avons devant nous une maladie qui »ne présente aucun symptôme caractéristique différent, des »médecins, parmi lesquels se trouvait le grand Sydennham, »ne méritent-ils pas que l'on daigne expérimenter les moyens »qu'ils proclamaient, à condition, si l'on veut, de les appro»prier aux besoins du climat, des constitutions, du régime »de vie, etc.

»Les purgatifs, on le sait, faisaient la base de leurs médi»cations; ils les donnaient à plusieurs reprises, sans tenir »compte des périodes de la maladie. Notre expérience pro»pre, s'il nous est permis de l'invoquer, nous a démontré »leur efficacité, et nous n'avons jamais vu les symptômes »gastriques s'aggraver sous leur influence. A Cendrieux, et »dans une commune des environs de Périgueux qui est en »ce moment le siége de cette épidémie, nous avons pu opé»rer sur un assez grand nombre de malades pour n'avoir au»cun doute à ce sujet.

»Et cette crainte *traditionnelle* de la répercussion, ils ne »l'avaient pas. Et que devient-elle, quand on sait que les »médecins du nord de l'Europe plongent les personnes re»couvertes d'éruption, dans des bains d'eau froide? A Cen»drieux, ceux qui survécurent à l'épidémie s'étaient levés, »étaient allés à l'air; et ceux qui furent emportés, présen»taient au moment de leur agonie le même nombre de vé»sicules. La fièvre cérébrale qui mettait fin à leurs jours »n'était donc pas l'effet de la répercussion. D'après ces faits, »j'ai cru devoir réprimer les sueurs, faire sortir les malades »des lits, et je n'ai eu à déplorer aucun accident : *Surge et »ambula!*

»Pour me résumer, je dirai : Purger avant et pendant la »maladie, faire éviter les sueurs, telles sont les deux règles

»principales du traitement de nos devanciers, sur lesquelles »j'ai voulu appeler l'observation (1).

Qu'on ne me reproche pas d'avoir attribué à Sydennham des idées qui n'appartenaient qu'à moi ; car si j'ai agi de la sorte, c'est afin que la vérité fût plus facilement reçue, et ce stratagème n'a eu d'autre but que de tromper la prévention et l'envie.

Aussitôt que ma lettre fut connue, je devins l'objet de toutes sortes de conversations malveillantes, et l'on s'empressa de déclarer dans les journaux, « *que ma manière de faire était une témérité dont on ne se rendrait jamais coupable, etc.* » Pourquoi ceux qui aujourd'hui voudraient partager l'honneur de cette découverte, ne vinrent-ils pas à cette époque revendiquer une part d'injures !

Je dois exposer ici ma méthode avec détails, et les perfectionnements qu'elle a subis :

La température des malades, c'est-à-dire la température morbide, doit être ramenée à la température physiologique. Il faut, en d'autres termes, refroidir le malade jusqu'à ce qu'il dise : *Je n'ai plus chaud.* Et au lieu de craindre de voir disparaître l'éruption, on doit le désirer.

Pour cela, il faut tirer le malade du lit. L'observation que nous a fournie M. Ponce, et une foule d'autres, m'ont démontré qu'il était presque impossible autrement de réprimer suffisamment la chaleur.

Le petit nombre de malades qui se trouvent privés de forces, sont habillés et rejetés sur et non dans le lit.

---

(1) La lettre dont parle M. le docteur Brou de Laurière, a été en effet publiée dans le *Conservateur* du 3 septembre 1841.

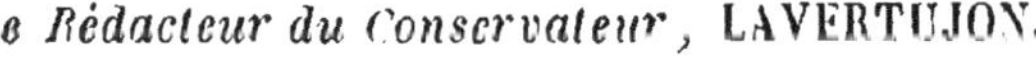

*Le Rédacteur du Conservateur*, LAVERTUJON.

L'appartement est arrosé d'eau froide, et si cela ne suffit pas, les malades sont portés dans les caves pendant le jour, et au serein pendant la nuit.

Les boissons doivent être données froides.

L'eau seule des lavements doit renfermer un peu de calorique, être exposée au soleil, par exemple : le gros intestin n'étant pas comme l'estomac habitué à recevoir des substances froides, pourrait en être irrité.

Toutefois, il est une loi qu'il faut respecter en employant ces moyens réfrigérants : je veux parler de la loi des transitions que l'on ne transgresse pas impunément. Celui qui passe, sans s'arrêter, du nord à l'équateur, est souvent malade. C'est pour ménager les transitions, que nos soldats séjournent en Provence, et les Anglais à Gilbraltar, avant de passer en Afrique. Notre armée de Moscou, contre laquelle la nature elle-même crut avoir besoin de combattre, nous fournit un malheureux exemple du danger des transitions brusques : Nos soldats, au lieu de se tenir d'abord à une certaine distance des feux que l'on allumait, s'en approchaient tout d'un coup, et plusieurs tombaient aussitôt, privés de la vie. Celui qui approche ses mains froides du feu, ressent une véhémente douleur. Ce n'est pas tout d'un coup que j'ai fait passer les malades de la suette, de la température brûlante du lit à la température froide des caves ; ce n'est qu'après s'être remués un temps plus ou moins long qu'ils ont quitté le lit.

Pour obtenir la seconde indication, je me suis toujours servi du sulfate de magnésie, à la dose de 50 à 62 grammes pour les constitutions formées, et dissout dans un demi-verre d'eau froide, ou tiède si j'avais à ménager la transition. Comme *l'occasion est pressante* dans cette maladie, j'ai toujours donné ce purgatif le plus tôt qu'il m'a été possible, sans tenir compte des périodes de la maladie.

La limonade citrique froide a été conseillée dans le même but, pour unique boisson.

Ces moyens font disparaître la douleur de la tête et de l'estomac, les coliques et les palpitations, sans autres secours.

Six heures environ après le purgatif, il est avantageux de réveiller l'action de l'estomac par le bouillon d'oseille, des pruneaux, et, un peu plus tard, par le vin et des viandes rôties.

Ce traitement, qui est toujours efficace contre la suette déclarée, est, à plus forte raison, un moyen infaillible de s'en préserver. On séjournera sans danger au milieu de l'épidémie la plus meurtrière, si on a soin d'éviter la chaleur, surtout celle du lit, de boire de la limonade citrique froide et de se purger.

Dans tous les pays où j'ai porté mes idées, dès qu'elles ont eu fait justice des préjugés, il n'y a plus eu de nouveaux cas de suette, chacun ayant su en éviter la cause. Il avait été témoin de ce résultat, le correspondant de Bergerac qui écrivait au *Conservateur* : « La suette a été tuée, tuée pour » toujours, par le traitement du docteur Brou de Laurière. » *(Voyez sa lettre plus loin.)*

Je recommande à celui que le noble instinct qui porte l'homme à secourir ses frères en danger, décidera à faire usage contre la suette des moyens que je viens d'indiquer, de suivre rigoureusement ma méthode. Il ne s'agit pas seulement, par exemple, d'employer le froid, les réfrigérants, contre la suette; il faut, de plus, refroidir le malade jusqu'à ce qu'il n'ait pas plus chaud que pendant la santé. Faire lever le malade, le mettre dans un appartement frais, lui faire avaler l'eau froide d'un puits, cela n'a pas suffi ? Eh bien !

conduisez-le sans crainte dans une cave ou tout autre lieu froid, pendant le jour, et au serein pendant la nuit. Arrivez franchement, en un mot, par une voie ou par une autre, jusqu'au point que vous fixe la méthode. Sans quoi vous serez comme ces soldats qui avaient en main les armes et les moyens suffisants pour remporter la victoire, et qui se sont honteusement laissé vaincre, la peur les ayant empêchés de s'en servir.

On a élevé contre cette méthode, quelques objections que je dois renverser. Les caves, dans les campagnes, ne sont pas comme dans les villes, creusées dans le sol, et l'air s'y renouvelle comme dans les autres appartements.

La température des malades, c'est-à-dire la température morbide, varie comme les degrés de la fièvre. Mettez la main sur le bras d'un malade de la suette, et vous direz avec lui qu'il est brûlant. Pauvre sophiste! vous avez voulu escamoter ces mots, *température des malades*, pour avoir la gloire de me dire que la *température physiologique* est invariable où que l'homme se trouve; et malgré ce tour de force, vous avez dit une absurdité, car la température physiologique elle-même varie en devenant morbide.

## Nouvelle Épidémie a Cendrieux,

### Au mois d'avril 1842.

La suette dont les premiers cas parurent à Mauzens, s'étendit rapidement dans les communes de Mortemart, de Journiac, de Lacropte, de St.-Alvère et de Cendrieux, cette terre privilégiée. Je reconnus sans peine mon ancien ennemi, et je le signalai de nouveau par une lettre qui fut insérée dans le *Conservateur*. Je ne changeai point de méthode, et les mêmes armes qui m'avaient servi à Notre-Dame-de-Sanillac, me servirent encore à le combattre partout victorieusement. Trois femmes en couches furent au nombre de ces malades; et l'une d'elles, M.me Chantal, était déjà dans le délire. Je composai avec l'état puerpéral; je ne les fis point lever; mais j'allégeai les couvertures, je leur permis de se remuer; et le petit-lait *presque* froid remplaça la limonade citrique froide, et l'huile de ricin le sulfate de magnésie (1).

## ÉPIDÉMIE DE BEAUMONT, *etc.*

J'étais parti, accompagné de Monsieur de Senaillach, de Cendrieux, pour les cantons de Beaumont, de Cadouin et de Montpazier, lorsque j'appris faussement au Bugue que le mal était sans danger. Il fallut bien le croire, puisqu'en même temps l'*Echo de Vésone* le certifiait.

## ÉPIDÉMIE DE PAUNAT, *etc.*

Le 17 juillet, je fus requis à Paunat, par M. Linarès, médecin et maire de la localité, et par M. Rennes, médecin des épidémies de l'arrondissement de Bergerac. J'y arrivai de grand matin, et je fus témoin de la frayeur et de la désolation qui régnaient dans ces parages. La population avait quitté ses travaux ordinaires, et errait çà et là, en proie à la plus

(1) Je certifie véritable le récit ci dessus.

FAVAREILLES, *chirurgien*.

grande tristesse. Plusieurs décès avaient eu lieu la veille et l'avant-veille, et 73 malades étaient encore retenus dans le lit, parmi lesquels se trouvaient un homme et une femme qui moururent ce jour-là, avant que je ne les eusse vus; et pourtant l'on avait eu soin de diriger mes premiers pas vers la demeure de ceux que l'on croyait le plus en danger.

M. Rey fils fut le premier malade que l'on me confia : la couleur de tout son corps était rouge-ictérique; la respiration courte, insuffisante. Il était sans pouls, — les faibles battements du cœur qui restaient encore ne poussaient pas d'une manière sensible la colonne de sang, dans les artères des membres, — le cercle de la vie se rétrécissait; la mâchoire inférieure tombait déjà comme cadavérisée; il en était de même de la paupière supérieure, sous laquelle on découvrait un œil convulsé. Il s'agissait presque de le ramener de la mort à la vie.

Je doutais pour ce cas de l'efficacité de ma méthode, et j'avais peur, en débutant par lui, de compromettre le succès de ma mission. Mais le médecin doit tout au salut de ses malades, même le sacrifice de sa réputation. Rey fut emporté de ce lit qu'il avait trop long-temps arrosé de ses sueurs, dans un appartement frais, et fut soumis rigoureusement au traitement dont nous parlons. Deux heures après, le pouls avait reparu dans les membres, et le malade se disait *revenu de l'enfer!* Le soir il demandait à manger, et le surlendemain il se promenait, à l'entrée de la nuit, hors de sa maison (1).

Je citerai encore, entre tous les malades de Paunat, le domestique de M. Lalande : Le suaire qui devait l'envelop-

---

(1) Je certifie ce récit conforme à la vérité.

REY fils.

per se voyait près de son lit, au moment de notre arrivée. Peu de temps après, il était rendu à la santé.

L'épidémie fut combattue, dans le même temps, dans les communes du Bugue, de Pezul, de Calès, de Ste.-Foi et de Trémolat, avec le même succès. A Trémolat, je rencontrai pour la seconde fois l'abbé Lanoëlle, qui me dit, en présence de M. Linarès et d'une foule d'autres personnes : « J'ai communiqué votre traitement à tous les médecins que »j'ai pu rencontrer dans les cantons de Beaumont, de Monpazier et de Cadouin, et jai vu avec douleur qu'ils étaient »tous d'un avis contraire. » — « Visitez les malades que je »viens de faire lever, interrogez-les, formez votre conviction, et puis allez : Je vous fais médecin!... » Telles furent les paroles que je lui adressai, et que depuis j'ai répétées à plusieurs autres personnes.

Ce fut alors que, voulant faire connaître les heureux résultats de notre mission, nous adressâmes, M. Linarès et moi, un rapport circonstancié à M. Rennes, qui l'envoya à son tour, avec une annotation, aux archives de la préfecture (1).

En arrivant dans les pays que je viens de nommer, j'étais entouré d'une foule d'habitants qui semblaient sûrs d'avance de la guérison de leurs malades. Ils savaient que partout sur mon passage j'avais eu le bonheur de rendre à la santé ceux

---

(1) Je soussigné, médecin et maire de Paunat, certifie : 1.° que le récit ci-dessus de l'épidémie de Paunat et des autres communes citées, est conforme à la vérité ; 2.° que M. Lanoëlle a dit en ma présence, à Trémolat, à M. Brou de Laurière, qu'il lui avait vu employer la même méthode à Notre Dame de Sanillac, en 1841, avec le même succès.

LINARÈS.

que l'on croyait perdus, et j'éprouvais, au milieu de ces populations que je consolais, cette douce satisfaction qui naît d'une bonne œuvre, et qui depuis m'a rendu insensible aux insultes de la rivalité.

## ÉPIDÉMIE DE SAINT-FÉLIX, *etc.*

Nous étions arrivés au 1.er août, et l'épidémie était à St.-Félix, St.-Marcel, St.-Laurent, St.-Maurice, St.-Amand et Clermont. Je fus appelé dans toutes ces localités : à St.-Félix, par M. Perrot, maire de la commune ; à Clermont, par M. Terrible, curé de la paroisse, et partout ailleurs par les habitants. Il était minuit lorsque j'arrivai à St.-Félix, et à cette heure, accompagné de M. le maire, j'allai au secours de deux jeunes hommes, Pierre Rouchon et Pierre Theillet, dont on n'espérait plus. Chez l'un, le délire, la fièvre cérébrale, étaient déjà déclarés. Plusieurs hommes le retenaient dans le lit et la chaleur. Ayant jugé qu'au bout d'un quart d'heure il devait être mort, je l'exposai de suite à l'air, au grand étonnement des assistants, évitant cette fois de ménager la transition. Six heures après, c'est-à-dire à 6 heures du matin, il visitait les autres malades pour les rassurer.

Je ne m'éloignai de St.-Félix et des autres communes que j'ai citées, qu'après les avoir délivrées du fléau, et avoir relevé le moral du peuple que plusieurs décès avaient profondément affecté (1, 2 et 3).

---

(1) J'atteste cela. TEILLET.

(2) Nous soussigné, Jérôme Perrot jeune, maire de la commune de Saint-Félix, certifions que les faits ci-dessus énoncés sont d'une vérité incontestable.

A St.-Félix, le 1.er décembre 1841. *Le Maire*, PERROT j.

(3) Je vis pendant l'épidémie de St.-Félix deux médecins dont la conduite, comme du reste celle de M. Linarès et de MM. les médecins de Bergerac, m'a paru d'autant plus belle que je l'ai vue entourée de contrastes. Ces messieurs adoptèrent ma méthode avec joie et s'en firent les propagateurs. Ce sont MM. Cuina et Loreille.

## Épidémie des environs de Bergerac.

Dans la première quinzaine du mois d'août, je me remis à la poursuite de mon ennemi, et j'arrivai à Montbazillac, (1) accompagné d'un guide que m'avait fourni M. Macerouze, curé de Bergerac. Dans cette commune et celles qui l'environnent, malgré le concours intelligent de MM. Rampillou, Monpontet, Valleton, maire de Montbazillac, et Delmilhac, curé de la même localité, qui enseignait en chaire mes doctrines, je trouvai d'abord une résistance opiniâtre. On me recevait avec peine, et avant de céder à mes conseils, quelques-uns avaient soin de me faire prévoir qu'un insuccès pourrait être payé de ma vie. Malgré ces procédés peu flatteurs, malgré les menaces, je ne m'éloignai jamais d'un malade sans qu'il eût obéi à mes enseignements, pour lesquels un peu plus tard toute la population était dans l'enthousiasme.

Une jeune fille de la commune de St.-Nexans, avait ses facultés intellectuelles frappées par la suette. La mâchoire inférieure et l'arrière-gorge étaient aussi paralysées ; de sorte

---

(1) En réponse au rapport qui lui fut adressé sur l'épidémie de Paunat, M. Rennes adressa à M. Linarès et à moi une lettre que terminaient ces belles paroles : « Vous voyez, Messieurs, qu'après avoir fait la part de la critique, je ne me montre pas hostile aux idées que vous avez adoptées sur le traitement de la suette. Seulement mes convictions ne sont pas aussi avancées que les vôtres. Si la maladie qui touche à nos portes se déclarait à Bergerac, je compte que M. Brou de Laurière y viendrait appliquer sa méthode et convaincre les incrédules.

J'avais devancé l'appel, et au moment où cette lettre, qui fut adressée d'abord à M. Linarès, parvint à Cendrieux, j'étais arrivé à Bergerac.

que la déglutition des liquides était impossible. Elle fut portée dans une cave pendant le jour, et sa tête arrosée d'eau froide; pendant la nuit, elle était exposée au serein. Cette fille et tous les autres malades qui se trouvaient dans Montbazillac et dans plusieurs autres communes voisines, guérirent comme par enchantement.

Dans cette épidémie, comme dans toutes les autres, j'aurais pu rapporter une foule d'observations curieuses que n'a pu contenir le cadre étroit que j'ai dû me tracer.

Ce fut à Montbazillac que M. Vizerie, médecin de l'hospice de Bergerac, animé d'un véritable amour de la science et de l'humanité, vint me joindre pour me conduire auprès de quatre malades que je rendis, en sa présence, à un bien-être inespéré. Ce médecin en apporta la nouvelle à Bergerac, et aussitôt ses confrères et lui eurent la grandeur d'âme de me rendre justice. On admit ma méthode, et M. Rennes, médecin des épidémies de l'arrondissement, m'écrivit, à Montbazillac, les lignes suivantes :

« J'apprends avec plaisir vos succès dans Montbazillac. M. Vizerie m'avait déjà rendu bon compte de l'application de votre méthode sur quatre cas de sa clientelle.

» Tous les médecins de Bergerac, à cette heure, font lever les malades, s'ils ne les purgent tous, et s'en trouvent bien. Les malades aussi en sont fort soulagés. »

RENNES, *d. m.*

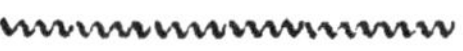

Dans toutes ces contrées que nous venons de parcourir, tous les malades, même les agonisants, comme je me suis lassé de le dire, furent donc presque subitement rendus à la santé. Ces succès, d'autant plus merveilleux que la méthode dont ils étaient l'effet était simple et à la portée de tous, frappèrent vivement les esprits, et allumèrent partout sur mon passage le feu de l'enthousiasme. La voix du peuple multiplia *les miracles ;* les facteurs ruraux, les voyageurs et tous ceux qui m'avaient rencontré dans toutes ces localités, crièrent sur leur passage : *Qu'on se lève, l'ordonnance le porte !* L'amitié l'écrivit dans tout le département, dans toute la France. Là où je n'étais pas, mes doctrines se trouvaient : Partout on se levait, nonobstant l'avis des médecins retardataires, resté sans crédit. Des prêtres, parmi lesquels je citerai M. Terrible, curé de Clermont; M. Sicard (1), curé de Lamonzie-Montastruc; M. Mariot, curé de Lembras; M. Delmilhac, curé de Monthazillac, se montrèrent les véritables amis des progrès et du peuple, en faisant connaître, du haut de la chaire, cette heureuse découverte. D'autres se firent médecins, parcoururent les contrées où régnait la suette, et rendirent partout la guérison *épidémique*. Je citerai parmi ces derniers, M. Vacher, curé de Ribagnac; M. Macerouze, curé de Bergerac; et M. Lanoëlle, son vicaire, dont j'ai déjà parlé, qui se dirigea vers le Lot-et-Garonne, pénétra jusqu'à Marmande, et fut porté en triomphe par ceux qu'il avait fait lever.

Plusieurs lettres de Lamonzie-Montastruc et de Bergerac, rendirent compte dans le *Conservateur*, de ce triomphe de la vérité. Je n'en citerai qu'une, puisque toutes répètent les mêmes faits :

---

(1) Lorsqu'un journal, qui répète sans fin : *progrès*, *liberté*, *peuple*, voulut, en trahissant, comme d'habitude, le *progrès*, la *liberté* et le *peuple*, enterrer ma découverte, dans le but de caresser les passions, un jeune prêtre aussi spirituel que généreux se leva pour la défendre ; et il protesta ainsi, au nom du Périgord, contre cet outrage fait au progrès. Ce jeune prêtre, c'est M. Sicard, dont la conduite, dans ces circonstances, honore notre pays.

« La méthode de traitement du docteur Brou de Laurière, que nous avons lue dans votre journal l'année dernière, vient de produire, dans plus de vingt communes de l'arrondissement de Bergerac, les effets les plus merveilleux. Sous son influence, l'épidémie disparaît, les agonisants reviennent à la vie, et, au grand étonnement même des hommes de l'art, une guérison instantanée et complète, est constamment le résultat de ce traitement, qui est aussi toujours efficace pour prévenir la maladie. Grace à cette heureuse découverte, le mal est tari dans sa source, le bonheur renaît dans nos contrées, et désormais il n'y aura plus de suette : on peut la retrancher du nombre des épidémies; elle a été tuée, tuée pour toujours, par le traitement du docteur Brou de Laurière !

» Tous les médecins de Bergerac viennent d'adopter sa méthode : le clergé en donne connaissance en chaire; et M. l'abbé Lanoëlle, qui avait été témoin des succès du docteur Brou de Laurière, arrivé dans le département de Lot-et-Garonne, n'a eu qu'à prononcer les paroles de son maître : *Surge et ambula!* pour voir les malades se lever et marcher. Les populations, remplies d'enthousiasme et de foi, se pressent sur les pas de leur libérateur, et le conduisent, au son des cloches, dans leurs villages et dans leurs cités. »

« Une autre lettre datée de Lamonzie-Montastruc, fait un récit vraiment merveilleux des résultats obtenus par le système médical du docteur Brou de Laurière, et se trouve suivie de l'attestation que voici : « En confirmation de la méthode exposée dans le rapport précité, nous, soussignés, » attestons avoir vu plus de 3,000 malades traités selon ladite » méthode, et sur ces 3,000 pas un seul n'a succombé. »

MACEROUZE, *curé archiprêtre.*
LANOELLE, *vicaire de Bergerac.*

Je crus alors que le triomphe de ma doctrine était définitivement assuré et ma mission finie. J'étais loin de penser que les passions oseraient bientôt élever leur voix après celle des faits et de l'opinion publique.

---

Si on ajoute les malades que visitèrent mes collègues qui avaient adopté cette méthode, ceux à qui les prêtres, les voyageurs et la renommée persuadèrent de se lever, à ces milliers de malades que j'ai vus moi-même, on aura au moins une masse de 10,000 malades rendus à leurs occupations ordinaires presque subitement, et j'affirme, pour ce qui me concerne, que ce résultat n'a été contrebalancé par aucun insuccès.

Les épidémies les plus meurtrières furent tuées, comme on l'a vu, presque subitement par cette méthode.

Les observations sont donc nombreuses et concluantes : *numerandœ et perpendendœ*, comme le veut la règle.

Jamais succès plus brillant ne justifia une découverte en médecine.

J'ai donc, à cette heure, démontré l'efficacité de ce traitement, jusqu'au point de ne pas laisser de place au doute, avec une rigueur véritablement mathématique, puisque j'ai fait voir qu'il était déduit logiquement des faits, et qu'il avait pour preuve l'expérience. J'ai tenu toutes mes promesses, et pourtant je veux ajouter encore une nouvelle remarque :

Un écrivain a dit que la femme n'était en santé que pendant la grossesse. Sans admettre cette proposition hyperbolique, on ne peut s'empêcher de reconnaître que la gestation et l'accouchement ne sont pas une maladie; mais qu'ils sont au contraire un travail physiologique. C'est ce que ne croit pas le peuple, et dès qu'une femme est accouchée, on l'ensevelit sous un tas de couvertures, pour la faire suer, comme s'il y avait une cause de maladie à éliminer. Depuis que je m'occupe de la suette, j'ai vu *toutes* les femmes en couches qui se couvraient ainsi, atteintes de la suette, quoique leur accouchement eût été parfaitement naturel, physiologique: tandis que celles que j'ai empêché dès le premier moment de se couvrir plus qu'à l'ordinaire, n'en ont jamais été frappées. D'où il suit, qu'on se donne la suette artificiellement, par la chaleur du lit.

Nous avons donc, maintenant, deux corollaires en sens inverse, qui se prêtent un mutuel appui, qui sont la preuve incontestable l'un de l'autre : le froid est le remède de la suette, puisque celle-ci est produite par la chaleur; la chaleur est la cause de la suette, puisque celle-ci est guérie par le froid. Que le savantisme ne cherche donc plus la cause de la suette *dans les étangs, dans la situation et la propreté des habitations;* elle est trouvée : c'est la chaleur.

Cette découverte entraîne une révolution radicale dans la thérapeutique des maladies aiguës de la peau, puisqu'elle ruine la théorie de la répercussion qui en est la base. L'analogie est d'ailleurs complète entre la rougeole, la petite-vérole, etc., et la suette.

L'expérience est encore ici l'appui de la logique. J'ai cité un maçon (depuis lors j'ai vu plusieurs cas pareils) qui se trouva bien de s'exposer à un vent et à une bruine d'hiver, et je pourrais citer une foule de personnes qui se sont guéries de la rougeole de la même manière.

---

## **PARALLÈLE** *entre ces doctrines et les enseignements des partisans de la quinine.*

JUSQU'A ce jour, j'ai respecté religieusement les opinions de mes confrères, et encore à cette heure, malgré les bordées d'insultes que j'ai reçues, je voudrais, n'ayant rien de bon à en dire, les passer sous silence; mais la pénible mission que j'ai reçue de faire triompher une vérité, m'impose une autre conduite; car j'ai posé en principe, au commencement de ce travail, que la vérité ne parvenait à s'établir dans le monde qu'en renversant les préjugés qui tiennent la place qu'elle doit y occuper. Il me faut donc, pour être fidèle au principe, pour remplir ma mission, secouer, renverser les colonnes de l'édifice que quelques médecins ont bâti, sans s'occuper des fondements, sur le terrain où le mien doit s'élever.

On vient de voir que je n'ai employé contre la suette que deux agents, qui sont le froid, et le sulfate de magnésie comme purgatif.

Le froid ne coûte rien; la magnésie coûte 50 centimes les 62 grammes.

L'homme qui se confie à ma méthode, ne dépense donc que 50 centimes.

Celui que l'on traite par la quinine, avale souvent pour 30 ou 40 fr. de ce médicament, et à cette somme il faut ajouter le prix des sangsues, des synapismes et de certaines potions. Cette médication ruine le peuple, et encore est-ce là son effet le moins fâcheux : elle ruine sa santé.

Le sulfate de magnésie est un médicament laxatif, léger, qui passerait sur une inflammation sans l'augmenter.

Le sulfate de quinine est un poison qui corrode les entrailles et produit l'aliénation mentale. Laissons parler le professeur Trousseau :

« Chez deux femmes auxquelles nous ne pouvions, sans inconvénient, administrer du sulfate de quinine par la bouche, nous résolûmes de l'appliquer sur le derme, préalablement dénudé par les cantharides. Nous mîmes donc sur le chorrion 10 grains de sulfate de quinine. Cette application produisit une très-véhémente douleur, et causa une escharre (brûlure) de près d'une demi-ligne de profondeur........ »

Quelques heures après que le sulfate de quinine a été reçu dans l'estomac, il survient quelquefois des bourdonnements d'oreilles, des tintoins, des éblouissements et un mal de tête, avec sentiment de resserrement des tempes. Il donne lieu à des douleurs d'estomac, qui prennent chez certaines personnes une intensité remarquable.

»Mais il faut surtout insister sur les phénomènes cérébraux qui surviennent quand on donne le sulfate de quinine à haute dose. Nous avons vu à l'hôpital de Tours, une jeune religieuse rester folle pendant un jour, pour avoir pris en une fois 24 grains de sulfate de quinine. Un jour, par notre conseil, un tailleur du 2.e régiment de carabiniers, prit en une fois 48 grains de sulfate de quinine, pour se guérir d'un asthme qui revenait tous les jours à heure fixe. Quatre heures après l'ingestion du médicament, il éprouva des bourdonnements d'oreille, des étourdisements, des vertiges et d'horribles vomissements. Nous le vîmes 7 heures après l'administration de la quinine : il était aveugle et sourd, délirait, et ne pouvait marcher, tant étaient grands les vertiges qu'il éprouvait. A chaque instant, il vomissait des flots de bile ; *en un mot, il était sous l'influence d'un véritable empoisonnement.* »

Ce n'est pas seulement à la dose de 24 ou 48 grains qu'on le donnait, parmi nous, contre la suette ; on le donnait d'un seul coup, à la dose énorme de 4 grammes (80 grains), et on s'élevait à celle de plus de 10 grammes (200 grains.)

J'ai trouvé plusieurs suetteux qui étaient devenus idiots ou aliénés. Était-ce l'effet de la suette ou celui de la quinine ?

La ville de Périgueux renferme une foule de malades qui avalèrent la quinine à pleine main, et qui sont restés jusqu'à ce jour souffrants, dont l'estomac ulcéré par *ce poison*, comme dit M. Trousseau, n'a pu encore se cicatriser.

Et on a dépensé tout cet argent, et on a enduré tous ces maux inutilement !

La théorie des partisans de la quinine repose sur une erreur de pathologie générale : ils ont confondu l'intermittence avec la périodicité.

La suette compte au nombre de ses éléments, les coliques, la gastralgie, les palpitations, maladies qui sont intermittentes sans être périodiques ; dont le paroxisme revient plusieurs fois dans la même journée, à des heures différentes, et chaque fois il semble au malade qu'il touche à son dernier moment. Or, les grands hommes étant, d'ordinaire, sujets aux hallucinations, il a bien pu se faire que les partisans de la quinine aient vu, dans ce paroxisme, le fantôme d'une fièvre périodique qu'ils se sont empressés d'*empoisonner* par la quinine.

Mais un principe, extrait de ce que nos célébrités appellent sans doute les bouquins d'Hipocrate, aurait dû les ramener plus tôt, avant que leur erreur eût fait tant de victimes : *la nature des maladies se connaît par le remède.* Ainsi, la quinine, à la dose de six décigrammes (12 grains), étant toujours efficace pour couper un accès de fièvre périodique, n'importe la gravité, si après avoir doublé, quintuplé cette dose, la maladie n'en était pas arrêtée, on devait forcément conclure qu'elle n'était pas une fièvre périodique.

Je n'ai jamais vu de périodicité, et j'ai guéri des milliers de malades, sans donner jamais de quinine.

Cette faute n'est pas la seule que doivent se reprocher les partisans de la quinine ; car ils ont tenu leurs malades dans la chaleur du lit pendant la chaleur étouffante de l'été, leur ont donné des boissons chaudes et sudorifiques, ont impitoyablement refusé à leurs lèvres brûlantes un peu d'eau froide, et j'ai prouvé que ce traitement-là tuait directement.

Je sais que l'erreur est de l'homme, et je ne reprocherais pas aux partisans de la quinine leurs fautes, s'ils ne venaient pas chaque matin publier des Mémoires qui tendent à les propager, et qui ne sont, comme on vient de le voir, que de véritables martyrologes.

Pourquoi ne se rappellent-ils pas, et faut-il que je leur répète, que si d'un côté je n'ai pas même perdu un malade en m'abstenant de donner la quinine, d'un autre côté, les cimetières ont manqué d'espace, et le peuple n'a pas eu assez de bras pour enterrer les morts des partisans de la quinine! Et qu'on ne dise pas que j'exagère, car Périgueux et Razac ont eu besoin de recourir aux bras de la troupe de ligne !

En publiant ce travail, j'ai eu l'intention de remplir le devoir qui est imposé à chaque homme de faire triompher la vérité qu'il croit utile ; et cette pensée n'a pas dû m'arrêter, que les intérêts, les amours-propres et les passions que j'allais froisser, se soulèveraient peut-être de nouveau contre moi, et de nouveau me couvriraient d'insultes, faute d'arguments; car je me suis rappelé en même temps, que le devoir du médecin est de faire à ses semblables le sacrifice de sa vie, et, qui plus est, de son honneur et de sa réputation.

D'ailleurs, malgré les insultes de la rivalité, cette période de ma vie me restera comme un doux souvenir, puisqu'à cette époque j'ai eu le bonheur d'être utile à mes frères et de voir les larmes de la reconnaissance briller dans l'œil du peuple.

---

*A Monsieur Brou de Laurière, docteur-médecin à Condrieux.*

Périgueux, le 26 août 1842.

Monsieur le Docteur,

Plusieurs attestations du même genre que celles contenues dans votre dépêche du 19 de ce mois, m'étaient déjà parvenues. Je ne vous en remercie pas moins de cette communication, et je vous félicite bien sincèrement des remarquables succès que vous avez obtenus.

Agréez, Monsieur le Docteur, l'assurance de ma considération très-distinguée.

*Le Maître des Requêtes, préfet de la Dordogne,*
**ROMIEU.**

FIN.

Je me suis réservé de dire maintenant que M. Dumourier, jeune officier de santé, après avoir accompagné quelque temps M. Lanoëlle, à son entrée dans le Lot-et-Garonne, se détacha de lui et obtint, d'un autre côté, les mêmes succès. Un correspondant qui avait vu M. Dumourier *lancer les malades en plein air*, crut que ce procédé était *une inspiration* de ce jeune homme, et écrivit dans ce sens à l'*Echo de Vésone*, journal qui, après avoir gardé un silence surprenant sur les lettres que des personnes recommandables, et notamment M. Perrot, maire de St.-Félix, m'assuraient avoir écrites en ma faveur, s'empressa de publier sa lettre. Je pensai alors que si ce journal avait pu tenir cette conduite à l'égard de personnes non intéressées, il ne pourrait pas agir de même envers moi, qui venais revendiquer ma propriété. Il publia en effet, après plusieurs jours de réflexions, la lettre suivante :

« Ce n'est pas seulement dans le département du Lot-et-Garonne que la méthode de traitement que votre correspondant attribue à

M. Dumourier, a été mise en usage : toutes les communes de l'arrondissement de Bergerac, où vient de régner la suette, ont été témoins de ses effets merveilleux, et partout, comme à Lausun, tous les malades ont été guéris comme par enchantement. Tous les médecins de la ville de Bergerac proclament l'efficacité de cette méthode thérapeutique et n'en suivent point d'autre. C'est à elle que MM. les curés de Bergerac doivent d'avoir été portés en triomphe.

»Mais si M. Dumourier a obtenu des succès immenses, il doit en être reconnaissant à M. Lanoëlle, qui lui a communiqué ce traitement, dont il avait vu les effets surprenants, en septembre 1841, dans la commune de Notre-Dame-de-Sanillac, et cette année-ci, dans celles de Paunat, de Trémolat, etc.

»On doit beaucoup à M. Lanoëlle ; il a été l'ardent propagateur de ce traitement. En présence de la responsabilité qu'il assumait sur lui en renversant tous les préjugés, et le bien de l'humanité, son âme généreuse n'a pas balancé.

»On doit beaucoup à M. Dumourier ; il a eu bientôt reconnu et renversé les préjugés de l'école.

»Quant à la méthode de traitement, elle est du docteur Brou de Laurière, qui la publia, en 1841, dans le numéro de l'*Echo* du 5 septembre.

»*Redde ergo quæ sunt Cæsaris Cæsari, et quæ sunt Dei Deo.*

»18 août 1842. BROU DE LAURIÈRE.»

Cette rectification me paraissait généreuse, et je ne m'attendais pas à une réclamation, lorsque le même journal m'apporta une lettre, *donnée sous le nom de M. Dumourier*, d'après M. Lanoëlle.

Je ne reproduirai pas les passages qui regardent M. Lanoëlle et qui me sont étrangers, parce que je ne veux pas répéter ces opinions injustes que M. Dumourier lance, à cette occasion, sur le clergé, que je respecte, et dont j'admire la belle conduite pendant l'épidémie.

Ma plume se refuse également à reproduire les passages qui ne renferment que ces basses flatteries dont on a été forcé de se servir pour obtenir l'insertion dans un journal malheureusement trop connu. D'ailleurs, j'aime à le reconnaître, elles ne sont pas le langage vraisemblable de ce jeune homme, quoiqu'elles surabondent dans la lettre *donnée sous son nom*, comme s'exprime M. Lanoëlle :

« Je puis vous dire, M. le rédacteur, que c'est avec la plus grande injustice que M. Brou de Laurière *revendique pour lui seul une méthode qui n'est pas la sienne exclusivement !* Quoique son traitement soit un des meilleurs qui aient été employés *jusqu'ici*, et qu'on puisse en tirer, dans une infinité de cas, un immense avantage, il ne peut valoir, sous bien des rapports, celui qui, s'appuyant sur des autopsies scrupuleusement faites (1), *sur des expériences chimiques nombreuses* (2), des caractères pathologiques bien étudiés, réussit également dans tous les cas sans exception, avec un succès véritablement merveilleux.

» Vous avez promis, dans un but d'humanité et d'impartialité, d'insérer dans les colonnes de votre *précieux* journal, les préceptes de M. Brou de Laurière ; me serait-il refusé de participer au même avantage que lui, lorsque je promets d'avance d'exposer (3) sans fiel une méthode qui m'a procuré tant de succès, qui ne sont contrebalancés par un seul revers ; *méthode qui diffère beaucoup, quoique les dehors paraissent être les mêmes, de celle de* M. Brou de Laurière, *et que, par erreur, il a assimilée à la sienne.* Un moyen qui a procuré presqu'instantanément trois mille guérisons,

---

(1) Et il voyait la suette pour la première fois.

(2) Cette phrase prouve ce que la lettre de M. Lanoëlle faisait supposer : que la lettre n'a pas été écrite par celui qui l'a signée. Il est étranger à la science celui qui fait intervenir *les expériences de la chimie* dans cette question.

(3) Il n'a pas encore exposé cette méthode.

sur trois mille malades, résultat que personne n'avait encore obtenu (1), pourrait-il être passé sous silence ?

»Non, Monsieur, je ne demande aucune partialité, ni pour la contestation que j'ai avec M Lanoëlle, ni pour ce que je ne puis accorder à M. Brou de Laurière. Vous jugerez, par l'enquête qui se poursuit, qui de M. le vicaire de Bergerac ou de moi, s'est paré des plumes du paon (2) ? *Votre savoir*, ainsi que celui des médecins, pèseront aussi quel est le traitement le plus solide et le plus rationnel, de celui de M. Brou de Laurière ou du mien. Je ne réclame d'avance que la conscience du juge.

»C'est dans ce ferme espoir que vous ne *dédaignerez* pas ma demande, que j'ai l'honneur, etc. »

Remarquons, d'abord, que M. Dumourier reconnaît ma priorité d'un bout à l'autre de sa lettre, et surtout dans la ligne suivante : « *Quoique le traitement de* M. Brou de Laurière *soit un des meil-* »*leurs qui aient été employés jusqu'ici, et qu'on puisse en tirer,* »*dans une infinité de cas, un immense avantage, il ne peut,* »*etc.*» Comment aurait-il pu me contester cette priorité, établie par la lettre que j'avais publiée, le 3 septembre 1841, dans les deux journaux de Périgueux, lui qui n'avait commencé à se servir de cette méthode que vers le milieu du mois d'août 1842, c'est-à dire une année après ?

Mais, « *sa méthode n'a pas été la mienne exclusivement.* » Ce qui revient à dire qu'elle a été la mienne et autre chose. M. Lanoëlle atteste, en effet, dans sa lettre que je rapporte plus loin, que M. Dumourier a formé son système d'une manière ecclectique ; et par les notes que cet abbé publia et qu'a revendiquées le jeune officier de santé, on voit qu'il m'a emprunté l'idée de faire lever les malades, celle de les purger ; à d'autres, celle de donner de la quinine, etc. C'est là ce qui lui a fait dire *que sa méthode diffère beaucoup*,

---

(1) On a vu le contraire.

(2) L'enquête en est restée là. Ils n'ont eu ni l'un ni l'autre la conscience assez libre pour jeter la première pierre.

*quoique les dehors paraissent être les mêmes, de celle de* M. Brou de Laurière, *et que par erreur ce dernier a assimilée à la sienne.*

M. Dumourier ne réclame donc que ce qu'il a ajouté à ma méthode, que ce qui fait que la sienne n'est pas celle de M. Brou de Laurière *exclusivement*.

Toutefois, ce jeune officier de santé croit sans doute que ces additions sont un perfectionnement de ma méthode, puisqu'il en revendique l'honneur. Examinons cette prétention :

J'ai prouvé, par ce Mémoire, que mon traitement était toujours efficace, infaillible ; que sous son influence, les agonisants revenaient à la santé : ses additions ne l'ont donc pas perfectionné, sous le rapport de l'efficacité.

Mais je n'ignore pas que M. Dumourier pouvait satisfaire le désir de se signaler d'une autre manière, en dépouillant ma méthode des moyens inutiles, en la réduisant à sa plus grande simplicité ; car en médecine, nous admettons comme un axiôme, que la multiplicité des moyens, des prétendus remèdes contre une même affection, démontre l'enfance, l'ignorance de l'art.

Or, M. Dumourier a refroidi ses malades comme moi ; il les a purgés comme moi ; et de plus que moi, il les a tourmentés par les synapismes, par les vésicatoires, par les sangsues ; leur a corrodé les entrailles par la quinine, etc. Il a frappé en un mot avec toutes les armes de l'arsenal de la droguerie, et, par conséquent, tantôt sur le mal et tantôt sur le malade.

Que réclame donc M Dumourier ? On vient de le voir : des absurdités !

Au moment où il vit la suette pour la première fois, tout le monde, dans notre département, connaissait depuis long-temps ma méthode ; tout le monde savait que depuis une année je n'avais cessé d'en obtenir des effets merveilleux, et que pendant ce temps M. Dumourier n'avait eu d'autre occupation que de visiter quelqu'humble vigneron du tertre de Monteu, enrhumé ou fiévreux : clientelle dont s'est débarrassé à son avantage le médecin Vizerie, homme de mérite, qui ne savait qu'en faire. Aussi, le jeune chirurgien comprit-il qu'il n'était possible, ni de me contester la priorité, ni de s'approprier ma méthode *purement*, puisque tout le monde l'aurait reconnue. Il fallait entourer le métal de rouille, pour qu'on le prît pour un autre. Voilà pourquoi il a ajouté à ma méthode toute sorte de préceptes hétérogènes; voilà pourquoi il a voulu en obscurcir l'éclat caractéristique, par les fausses couleurs du savantisme. Je le défie de donner une autre explication vraisemblable de sa conduite.

Que les médecins dont j'avais ruiné les systèmes, froissé l'amour-propre, compromis l'intérêt, en prêchant partout ma méthode, prissent plaisir à me susciter cette tracasserie de la part de M. Dumourier, il n'y avait là rien de surprenant; mais mon imagination n'avait pu prévoir que M. Lanoëlle se prêterait à ce tripotage, aiderait à me dépouiller. Je ne pouvais croire que ce prêtre oubliât jamais ce qu'il devait à la vérité, ce qu'il devait au corps respectable dont il est le membre, ce qu'il devait à sa propre réputation. Je me croyais, en un mot, derrière la foi de ce jeune prêtre, comme derrière le mur d'une forteresse.

M. Lanoëlle n'était-il pas ce jeune prêtre qui avait parcouru la commune de Notre-Dame-de-Sanillac en même temps que moi, en 1841? que j'avais rencontré de nouveau, au milieu de l'épidémie de Trémolat, en 1842, long temps avant l'épidémie de Bergerac et du Lot-et-Garonne? qui m'avait dit sur la place publique de Trémolat, en présence d'une foule de témoins: « *J'ai communiqué votre traitement à tous les médecins que j'ai rencontrés dans les cantons de Beaumont, de Montpazier et de Cadouin, et j'ai vu avec douleur qu'ils étaient tous d'un avis contraire?* » N'était il pas, enfin, ce jeune prêtre qui avait chargé le correspondant de Lamonzie Montastruc, de m'attribuer la méthode qui lui avait procuré 3,000 guérisons, d'après son attestation et celle de M. Macerouze? M. Lanoëlle tenait donc de moi, avait appris de moi, depuis une année, qu'il fallait, pour guérir la suette, faire lever les malades, etc.: et s'il déclarait le contraire, cinq ou six cents personnes pouvaient lui donner un démenti.

Quelle fut donc ma surprise, lorsque je lus, dans une lettre insérée dans l'*Echo*, les passages ci après : « M Lanoëlle *recon-* »*naît que le traitement qu'il a employé, était l'œuvre de M.* »*Dumourier, et que loin de prétendre s'en attribuer la décou-* »*verte, il est heureux de pouvoir en renvoyer tout l'honneur à* »*son jeune ami*

» En vous priant d'insérer *ces quelques lignes dans votre plus* »*prochain N.°, je ne suis que l'interprète de la volonté formelle* »*de* MM. Lanoëlle et Dumourier, *qui, en dépit de tous les malen-* »*tendus, resteront unis par le cœur et les sentiments.*

»BOSVIEL, *avocat, docteur en droit.* »

Je ne pus croire, au premier instant, à cette déclaration de la part de M. Lanoëlle, et je pensai que la mémoire de M. Bosviel avait pu être infidèle : j'écrivis dans ce sens à M. Lanoëlle, qui me fit une réponse évasive.

J'écris de nouveau, et cette fois je le menace de produire dans les journaux une attestation des personnes qui l'ont entendu parler à Trémolat et ailleurs : Il se décide enfin à me donner satisfaction, avec peu de bonne grace, par les lignes que voici :

« La lettre de M. Bosviel insérée dans l'*Echo*, a été, à ce qu'il paraît, mal interprétée dans le témoignage que j'ai été tout heureux de rendre à M. Dumourier. M. Dumourier, dans une lettre *donnée sous son nom*, dans le N.° du 14 septembre, réclamait comme siennes des observations ou notes imprimées dans le *Journal de Bergerac* et le *Conservateur*. Comme ces notes étaient le résumé du traitement que je lui avais vu employer avec succès, quoique je les eusse mises en ordre moi même et rédigées avec plaisir, je lui en ai renvoyé tout l'honneur. Voilà à peu près, je crois, ce que j'ai eu l'honneur de vous écrire. — C'est ce que je vous répète encore. — Ainsi, la phrase où M. Bosviel me fait dire que je reconnais que le traitement employé par moi est l'œuvre de M. Dumourier, signifie que les notes imprimées dans lesdits journaux sont l'expression du traitement qu'il a suivi. — J'étais loin de penser que ceci susciterait de nouvelles réclamations, je vous l'avoue. *J'étais loin surtout d'accorder l'antériorité de certaines idées du traite-*

*ment à M Dumourier, à votre préjudice.* — M. Dumourier, si vous aviez eu une explication avec lui, ne se les serait jamais attribuées. — Je lui ai entendu dire qu'il avait formé son système d'une manière ecclectique. Ainsi, je crois qu'il ne lui en coûterait nullement de déclarer, comme je déclare moi-même, que dès l'année dernière (1841), vous avez dit, écrit et pratiqué, que pour traiter la suette, il fallait : 1.° employer les réfrigérants, faire lever ; 2.° purger. Pour mon compte, j'atteste cela avec grand plaisir : c'est un hommage à la vérité.

» Bergerac, 26 octobre 1842.

» T. LANOELLE, *vicaire* »

Nous ne voulons donner notre opinion, ni sur la conduite de M. Lanoëlle, ni sur l'explication qu'il en donne : on dirait peut-être que la passion parle par notre bouche. Nous venons de mettre les pièces du procès sous les yeux du lecteur : qu'il juge !